Paulus Vennebusch

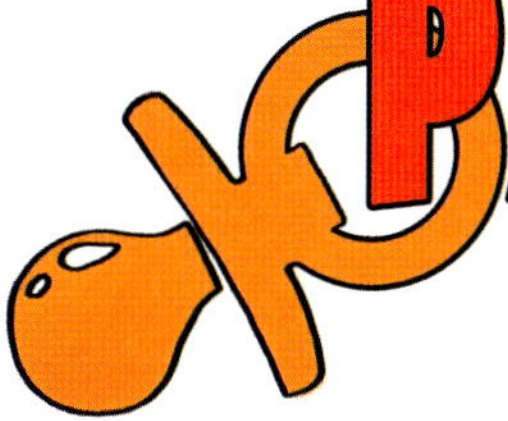

PAPA FÜR EINSTEIGER

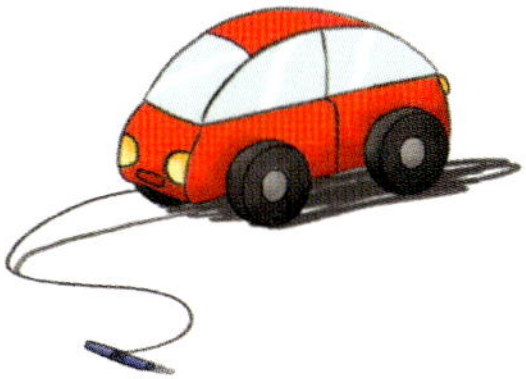

arsEdition

Vater werden ist nicht schwer, Vater sein dagegen sehr.

Wilhelm Busch (1832 – 1908), deutscher Zeichner und Dichter

Endlich Vater!

Herzlichen Glückwunsch zum ersten Kind, lieber Leser! Und Hut ab, dass Sie nicht schon nach „Herzlichen Glückw…" weggenickt sind. Denn als frischgebackener Papa dürften Sie in der letzten Zeit selten mehr als zwei Stunden am Stück geschlafen haben. Auch sonst haben Sie sicher längst festgestellt: Das Leben als Vater ist komplett anders als zuvor. Und das liegt nicht nur an nächtlichem Geschrei, überquellendem Windeleimer und „La Le Lu" in Dauerschleife. Die größte Veränderung im Leben als Vater ist dieses ganz besondere Gefühl, das ihn beim Anblick des eigenen Kindes überkommt. Und das nennt sich schlicht und ergreifend: „Glück".

Baum, Haus, Kind

Laut einem weisen Spruch gibt es drei Dinge, die ein Mann in seinem Leben getan haben muss: einen Baum pflanzen, ein Haus bauen und ein Kind zeugen. Dabei ist die Reihenfolge von elementarer Bedeutung. Denn wenn der Nachwuchs erst mal da ist, bleibt für Nebensächlichkeiten wie Gartengestaltung oder Hausbau keine Zeit mehr. Ganz abgesehen von völlig überflüssigen Dingen wie Freundschaften, Freizeit oder Sex.

Endlich Vater!

Herzlichen Glückwunsch zum ersten Kind, lieber Leser! Und Hut ab, dass Sie nicht schon nach „Herzlichen Glückw…" weggenickt sind. Denn als frischgebackener Papa dürften Sie in der letzten Zeit selten mehr als zwei Stunden am Stück geschlafen haben. Auch sonst haben Sie sicher längst festgestellt: Das Leben als Vater ist komplett anders als zuvor. Und das liegt nicht nur an nächtlichem Geschrei, überquellendem Windeleimer und „La Le Lu" in Dauerschleife. Die größte Veränderung im Leben als Vater ist dieses ganz besondere Gefühl, das ihn beim Anblick des eigenen Kindes überkommt. Und das nennt sich schlicht und ergreifend: „Glück".

Baum, Haus, Kind

Laut einem weisen Spruch gibt es drei Dinge, die ein Mann in seinem Leben getan haben muss: einen Baum pflanzen, ein Haus bauen und ein Kind zeugen. Dabei ist die Reihenfolge von elementarer Bedeutung. Denn wenn der Nachwuchs erst mal da ist, bleibt für Nebensächlichkeiten wie Gartengestaltung oder Hausbau keine Zeit mehr. Ganz abgesehen von völlig überflüssigen Dingen wie Freundschaften, Freizeit oder Sex.

Drei Dinge,
die ein **Mann** getan haben muss:

Baum pflanzen

Haus bauen

Kind zeugen

Drei Dinge,
die ein **Vater** getan haben muss:

Gitterbett aufbauen

Kindersitz ins Auto bauen

Schlaflieder singen

Edel sei der Mensch, steinreich und gut.

Variante des berühmten Zitats von
Johann Wolfgang von Goethe (1749 – 1832),
deutscher Dichter und Dramatiker

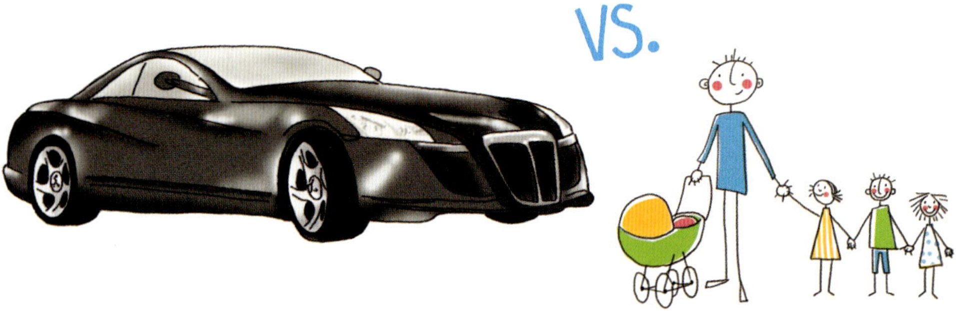

Statussymbol Kind

Sollten Sie jemals mit Neid auf den Sportwagen Ihres Nachbarn, die Luxusuhr Ihres Chefs oder das Brillantcollier Ihrer Tante geschaut haben, dann können wir Sie beruhigen. Denn ab sofort verfügen Sie über DAS Statussymbol für erkennbaren Reichtum Nummer eins: das eigene Kind.

Der Nachwuchs braucht nicht nur unsere Zuneigung, sondern auch unsere Kohle. Laut statistischem Bundesamt kostet ein Kind bis zum Erreichen der Volljährigkeit durchschnittlich 550 Euro im Monat. Das macht alles in allem 120 000 Euro. Wohlgemerkt: pro Kind! Ab vier Kindern können Sie sich auch gleich eine nagelneue Maybach-Limousine leisten. Und die sieht – zumindest auf den ersten Blick – nach mehr aus. Aber bedenken Sie auch: Der Maybach besucht einen später nicht im Altenheim.

Baby-FAQs

Als Profi-Papa kennen Sie natürlich die drei FAQs, also die am häufigsten gestellten Fragen, die junge Eltern mit Babys immer wieder beantworten müssen. Niemand weiß so gut wie Sie: Sobald irgendein Fremder in den Kinderwagen schaut, wird er garantiert eine dieser drei Fragen stellen!

Wie alt ist es?

Junge oder Mädchen?

Sieht es Mama oder Papa ähnlich?

Falls es Ihnen zu blöd sein sollte, zwanzigmal am Tag immer die gleichen Antworten zu geben, finden Sie hier freche Alternativen:

Blöde FAQs – freche Antworten

Wie alt ist es?

Das soll es später mal selber entscheiden.

Junge oder Mädchen?

Ich weiß es nicht – ich bin Blau-Rosa-blind.

Sieht es Mama oder Papa ähnlich?

Weder noch! Keine Haare, keine Zähne – es sieht aus wie Opa.

Alles wie immer – nur anders

Wer behauptet, dass sich für einen Mann das Leben komplett ändert, nur weil er plötzlich Vater ist, der liegt völlig falsch. Zum Beispiel wird man sich auch als frischgebackener Papa weiterhin kopfüber ins Nachtleben stürzen. Im Prinzip bleibt also alles beim Alten. Nur dass Sie sich vor ein paar Monaten die Nächte noch mit Kumpels um die Ohren gehauen haben statt mit einem schreienden Baby; außerdem haben Sie auf „Atemlos durch die Nacht" getanzt und nicht auf „Der Mond ist aufgegangen"; und in der stets griffbereiten Flasche ist natürlich kein kaltes Bier mehr, sondern warme Milch.

Ein Reich ist leicht zu regieren,
eine Familie dagegen schwer.

Chinesisches Sprichwort

Schlaf, Kindchen schlaf...

Immer wieder im Laufe der letzten Jahrhunderte haben große Männer schier unglaubliche Aufgaben bewältigt:

Christoph Kolumbus entdeckte Amerika.
Sir Edmund Hillary bezwang den Mount Everest.
Reiner Calmund ging an einer Pommesbude vorbei.

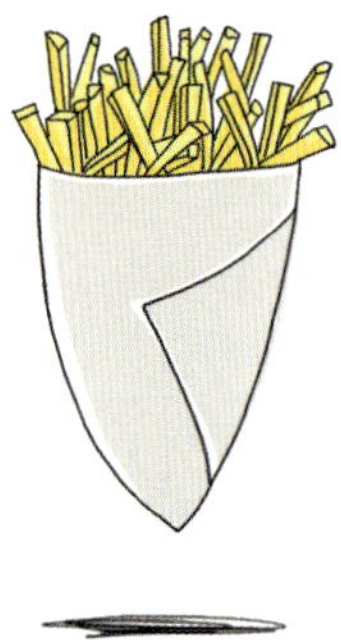

Aber das alles ist nichts gegen den Job, der Sie als jungen Vater immer wieder an die Grenzen des Menschenmöglichen bringt:
Die Rede ist von der Herkules-Aufgabe, das eigene Kind zum Schlafen zu bringen. Ein schreiendes Baby kann zur echten nervlichen und akustischen Belastung werden – erst recht, wenn nach Stunden des erfolglosen Singens, Schaukelns und Beschwichtigens der völlig entnervte Vater beginnt mitzuschreien.

Es gibt Hunderte von angeblichen Patentrezepten, wie es am besten gelingt, den aufgebrachten Nachwuchs zum Schlafen zu bewegen. Welchen Weg Sie wählen, bleibt Ihnen überlassen. Hier ein paar Vorschläge:

Der Vorleser

Mit gleichbleibend monotoner Stimme leiert er Abend für Abend die immer gleichen Textzeilen herunter. Mit Erfolg, denn der Ermüdungseffekt lässt nicht lange auf sich warten: Spätestens nach fünf Minuten ist Ruhe – in glücklichen Fällen schläft das Kind sogar noch vor dem Vater ein!

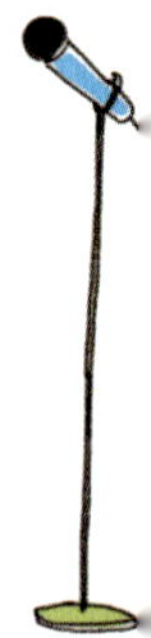

Der Sänger

beruhigt das Kind mit seinem Gesang und fördert gleichzeitig dessen musikalisches Verständnis. Wir empfehlen Klassiker wie „La Le Lu" oder „Der Mond ist aufgegangen" und raten ab von Experimenten wie „Hell's Bells", „Heute haun wir auf die Pauke" oder „Wir machen durch bis morgen früh".

Der Kinderwagenschieber

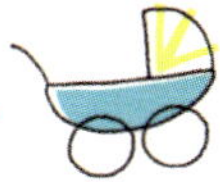

schiebt den Nachwuchs stundenlang durch die frische Luft. Diese Methode ist im Winter nur eingeschränkt zu empfehlen, denn oft braucht der Vater so lange, bis er sich und den Nachwuchs warm genug eingemümmelt hat, dass das Baby längst eingeschlafen ist.

Der Cruiser (Auto)

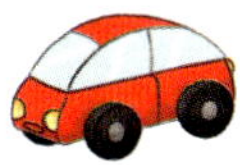

packt das Kind im Maxi-Cosi auf den Rücksitz und fährt so lange durch die Gegend, bis er von der Rückbank nur noch ein leises, friedliches Schnarchen hört. Vorteil: Die Mutter freut sich über die Ruhe zu Hause. Nachteil: Spätestens wenn der übermüdete Vater beim Einparken den Vorderwagen anrempelt, ist das Kind wieder wach.

Der Multi-Tasker

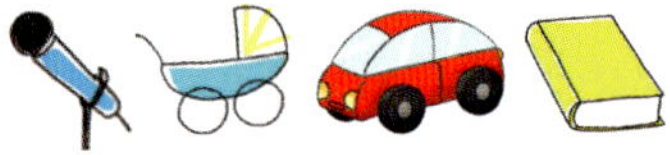

singt seinem Kind Gutenachtgeschichten vor, während er es mit dem Kinderwagen zum Auto bringt, mit dem er es dann stundenlang durch die Nacht fährt. Später wiegt er es in den Armen, beträufelt es mit warmem Honig, sagt immer wieder indische Meditations-Mantras auf und schaut ihm leise „Oooooom" murmelnd in die weit aufgerissenen Augen. Am Ende drückt er das schreiende Bündel der Kindsmutter in den Arm und brüllt die arme Frau an: „MACH DU!"

PAPAS PLAYLIST

The Temptations: Papa Was a Rollin' Stone

Cat Stevens: Father and Son

Celine Dion: Parler à mon père

Peter Alexander: Der Papa wird's schon richten

Boney M.: Daddy Cool

Madonna: Papa, Don't Preach

Nicht Fleisch und Blut,
das Herz macht uns zu Vätern.

Friedrich Schiller (1759 – 1805),
deutscher Dichter und Dramatiker

Baby, du siehst gut aus!

Vielleicht erinnern Sie sich noch an die Zeiten, in denen Babys für Sie amorphe, zahnlose, rotgesichtige Schreihälse waren, die alle gleich aussahen. Wie lang ist das noch mal her? Richtig: etwas mehr als neun Monate. Jetzt, wo Sie selber stolzer Papa sind, erkennen Sie natürlich: Ihr Baby ist einzigartig, unvergleichlich und der wohl schönste amorphe, zahnlose, rotgesichtige Schreihals der Welt.

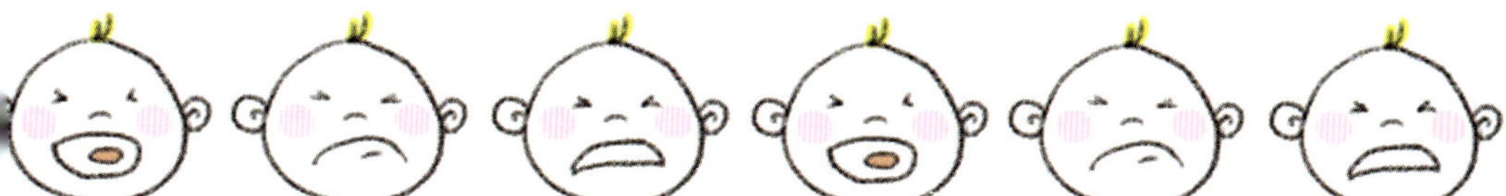

Der Trend geht zum Zweitkind

Sie konnten sich vor Kurzem nur schwer vorstellen, wie es sich anfühlt, ein Kind zu haben? Oder hatten Sie eventuell sogar regelrecht Angst vor dem neuen Lebensabschnitt? Seien Sie beruhigt: So geht es vielen werdenden Vätern. Wenn der Nachwuchs aber erst einmal da ist, wundern sich die meisten, wie schön das Familienleben ist. Kinder kriegen ist wie Chips essen – wenn man einmal angefangen hat, mag man gar nicht mehr damit aufhören. So gibt es immer mehr Väter, die sich voller Freude zum Ziel setzen, möglichst große Familien zu gründen. Ihr Slogan lautet:

„Einzelkind – nein danke!"

Wenn Sie sich dieser sympathischen Bewegung anschließen wollen – nur zu. Sie befinden sich in prominenter Gesellschaft!

Prominente Väter mit vielen Kindern

Til Schweiger: 4 Kinder
David Beckham: 4 Kinder
Brad Pitt: 6 Kinder
Steven Spielberg: 6 Kinder
Dieter Bohlen: 6 Kinder
Franz Beckenbauer: 6 Kinder
B.B. King: 15 Kinder
Dschingis Khan: hat bei 100 aufgehört zu zählen. Heute gehört 1% der Weltbevölkerung zu seinen biologischen Nachfahren.

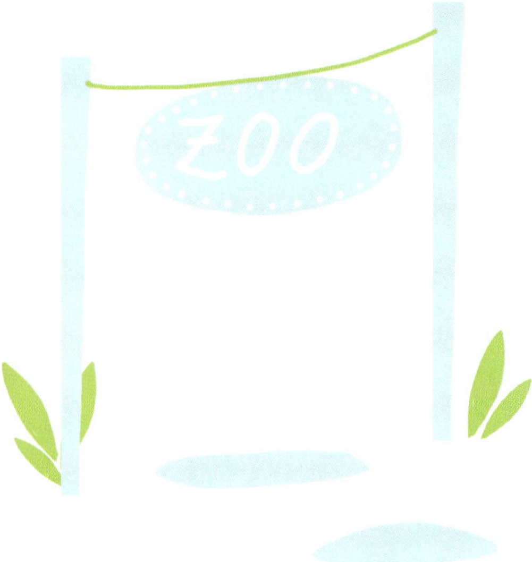

Samstags gehört Vati mir.

Aktion des Deutschen Gewerkschaftsbundes,
1956

Papa – der neue Womanizer

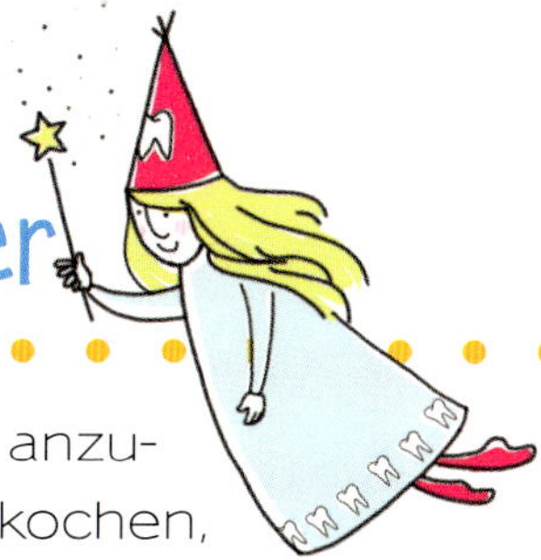

Was tun Männer nicht alles, um bei Frauen gut anzukommen? Sie gehen ins Fitness-Studio, lernen kochen, gehen auf Tim-Bendzko-Konzerte – manche schaffen sich sogar einen Hund an! Dabei gibt es einen viel einfacheren Weg, die Aufmerksamkeit der Frauen zu bekommen. Schieben Sie Ihren Nachwuchs im Kinderwagen durch die Gegend, und Sie können sicher sein: Jede Frau wird sich nach Ihnen umdrehen und mit geschmolzenem Herzen Ihnen ein sehnsüchtiges „Hach" hinterherhauchen. George Clooney ist für Sie keine Konkurrenz – zumindest solange er kein Kind in die Welt setzt.
Aber das Tollste ist: Als Vater haben Sie die Gelegenheit, zauberhafte Damen kennenzulernen, denen Sie vorher niemals begegnet wären. Fragen Sie mal die Nicht-Väter in Ihrem Freundeskreis, wer von den Herren schon mal ein Date mit der Zahn- oder Schnuller-Fee hatte?!

Papa 2.0: Wir können alles – außer Durchschlafen

Es gab Zeiten, da wurde von Vätern nicht besonders viel erwartet. Sie waren bei der Zeugung anwesend und das nächste Mal tauchten sie erst wieder beim Abi-Ball des Kindes auf. Das ist heute Gott sei Dank anders: Als moderner Papa erleben Sie jeden Entwicklungsschritt Ihres Kindes hautnah mit. Viele Männer waren bereits pränatal aktiv und haben ihre schwangere Partnerin zu Ultraschall-Untersuchung (12. Woche), Schwangerschaftskurs (30. Woche) und zum Einkauf von Baby-Ausstattung (1. – 39. Woche) begleitet.

Unmittelbar nach der Geburt muss „Papa 2.0" erst mal ins

Wochenbett – schließlich hat er im Kreißsaal heftiger geatmet, gestöhnt und gepresst als die Mutter. Und auch im Anschluss teilt sich der Papa von heute selbstverständlich alle relevanten Aufgaben mit der Kindsmutter: vom Wickeln über Fläschchen geben, Babyschwimmen, Baden, nachts aufstehen und Vorsingen bis zum Besuch beim Kinderarzt. Es soll sogar Väter geben, die an der Theke ein Malzbier bestellen mit der Bemerkung: „Kein Alkohol, solange ich stille."

Das ist ein weiser Vater, der sein eigenes Kind kennt.

William Shakespeare (1564 – 1616),
englischer Dichter und Dramatiker

Do you speak Baby?

„Wie geht es meinem Kind?"
„Was braucht mein Baby?"
„Warum schreit es ausgerechnet jetzt, wo ich erst seit fünf Minuten vorm „Tatort" sitze?"

Als guter Vater wollen Sie für Ihr Baby immer nur das Beste. Es soll ihm an nichts fehlen. Glücklicherweise meldet Ihr Kind sich automatisch, sobald es irgendein Bedürfnis verspürt. Der Haken an der Sache: Sie müssen herausfinden, um welches Bedürfnis es sich handelt. Denn ein herzhaft in die Welt geschrienenes „Wuääääääääh" kann alles Mögliche bedeuten – je nachdem, in welchem Alter Ihr Nachwuchs ist.

Was das „Wuäääääääh“ Ihres Kindes bedeutet

0-12 Monate
Hunger, Windel voll, vom Wickeltisch gefallen

13-24 Monate
Hunger, Zähne, Blähungen

25-36 Monate
Hunger, Wachstumsschmerzen, Langeweile

37-48 Monate
Hunger, schlechte Laune, Fernsehverbot

48-60 Monate
Hunger, Einschulung, Papa steht auf meinem Fuß

61-240 Monate
Hunger, Pubertät, durchs Abi gerasselt

241-960 Monate
Liebeskummer, Kündigung, Rheuma

No Daddy is perfect

Als Vater haben Sie hohe Ansprüche an sich selbst. Das ist auch okay so. Aber machen Sie sich nicht zu viele Sorgen: No Daddy is perfect. Sie müssen nicht alles können. Es reicht, wenn Sie sich mit der Mutter Ihres Babys perfekt ergänzen. Hier ein paar Vorschläge für Bereiche, die Sie übernehmen könnten.

7 Dinge, die ein Vater können sollte

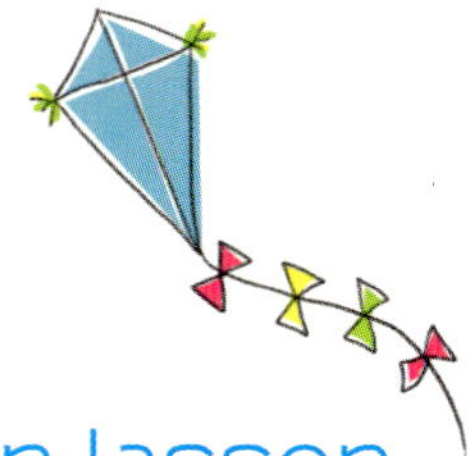

Drachen bauen

Fahrrad reparieren

Steine übers Wasser hüpfen lassen

Kartentricks

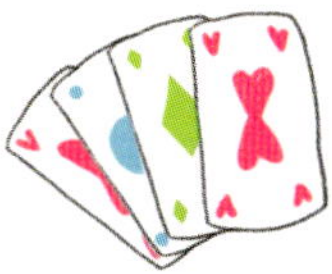

Auf zwei Fingern pfeifen

Bratkartoffeln machen

Immer für ein Kind da sein

Mein Name ist Hase … Hase-Chantalle

Natürlich kommen auf Sie als Vater im Laufe der nächsten Jahrzehnte noch eine Menge Aufgaben zu: Sie werden Ihrem Kind Laufen, Sprechen und Fahrradfahren beibringen. Sie werden es zum Sportfest fahren, aus Diskotheken zerren und vielleicht sogar zum Traualtar führen. Aber egal was kommt, die schwierigste Aufgabe haben Sie bereits hinter sich gebracht: Sie haben Ihrem Kind einen Namen gegeben!

Die Namensfindung ist heute wesentlich komplizierter als noch vor einigen Generationen. Früher war klar: Das Kind wird nach dem Vater benannt. Hieß das Familienoberhaupt Hermann, wurde das Kind auch Hermann genannt. Selbst wenn es ein Mädchen war. In der folgenden Generation galt dann die Regel: Hauptsache, unoriginell.

Ganze Schulklassen kamen mit nur fünf Vornamen aus:

Markus, Christian, Steffi, Bettina und Cosma-Dolores (eine arme Sau gab es immer).

Heute ist das oberste Ziel, einen einzigartigen Namen für sein Kind zu finden. Mit dem Ergebnis, dass es in einer durchschnittlichen deutschen Krabbelgruppe mehr Anouks, Jimis und Fees gibt als Jürgens, Nicoles oder Manfreds.
Ob modisch, traditionell oder abgefahren: Sicher haben Sie für Ihr Kind den idealen Vornamen gefunden,
nämlich ______________________ (hier bitte Namen eintragen).

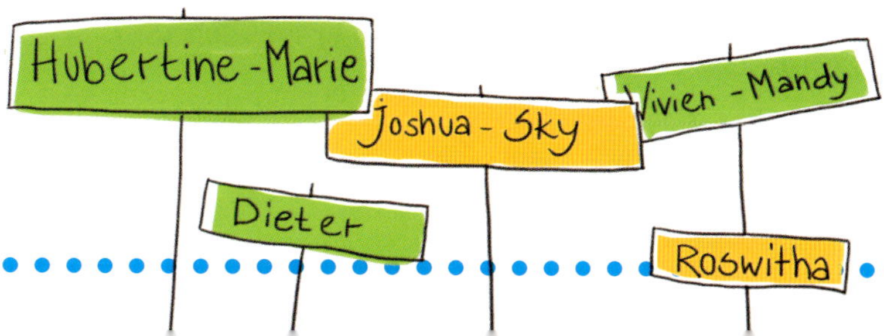

Schräge Namen – was geht – und was nicht

Ob Sie es glauben oder nicht: Sie dürfen Ihr Kind in Deutschland „Pumuckl", „Ikea" oder „Pepsi-Carola" nennen. Ein vergleichsweise „normaler" Name wie „Rasputin" wird von den Standesämtern hingegen nicht anerkannt. Hier ein kleiner Leitfaden, was geht – und was nicht:

Diese Vornamen
wurden vom Standesamt anerkannt:

Champagna

Popo

Tarzan

Solarfried

Schokominza

Bluna

Und diese Vornamen
wurden abgelehnt:

Satan

Bierstübl

Sputnik

Verleihnix

Gastritis

Möhre

ÄÄH: U2? – AAH: U2!

Seien Sie ehrlich: Bis vor Kurzem hielten Sie U2 für eine irische Rockband, für die Berliner U-Bahn-Linie von Pankow zum Olympiastadion oder für eine sehr, sehr junge Fußballmannschaft.
Für Sie als Eltern hat das Kürzel U2 jetzt eine weitere Bedeutung: Es bezeichnet die zweite von insgesamt elf Kindervorsorgeuntersuchungen, die von der Geburt bis zum zehnten Lebensjahr vorgenommen werden sollten.
Selbstverständlich begleitet der Papa von heute seinen Nachwuchs gern zum Kinderarzt, denn wo sonst als im Wartezimmer hat er als gestresstes Elternteil noch 30 Minuten am Stück Zeit, um in einer Illustrierten zu blättern?

Kindervorsorgeuntersuchungen der ersten zwei Lebensjahre und was gecheckt wird:

U1 (2.–4. Lebensstunde):
Messen, Wiegen, Blut

U2 (2.–10. Lebenstag):
Haut, Organe, Hörtest

U3 (4.–5. Lebenswoche):
Körperfunktionen, Hörtest, Hüftscreening

U4–U7 (3.–24. Lebensmonat):
Körperliche Entwicklung

Spätestens bei der U3 ist es ratsam, auch einen Blick auf die körperliche Entwicklung der Eltern zu werfen (Augenringe, Falten, graue Haare).

Papa international

Auch wenn das Wort „Papa" fast überall auf der Welt verstanden wird (in 71 % aller Sprachen sagen die Kinder „Papa" zu ihrem Erzeuger), halten viele Sprachen einen eigenen Ausdruck bereit.

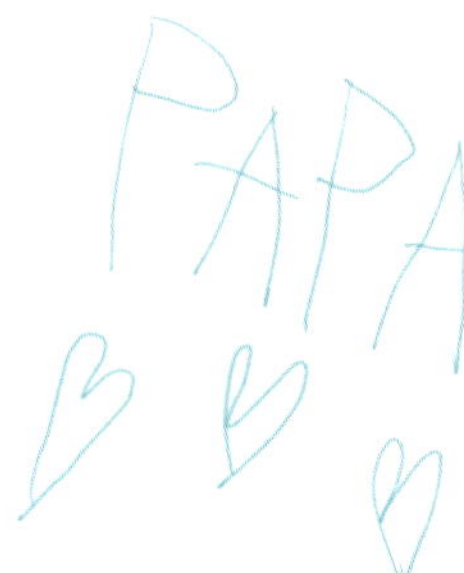

„Papa" in fremden Sprachen

Dad (Englisch)

Tata (Polnisch, Tschechisch)

Baba (Türkisch, Arabisch)

爸爸 (Chinesisch)

Apa (Ungarisch)

Isä (Finnisch)

Tosan (Japanisch)

Der Jürgen, ne? (Sprache der Waldorfschüler)

Ey, Alter, wie alt bist du?

Sind Sie einer von der schnellen Sorte?

Oder haben Sie sich mit dem Papawerden ordentlich Zeit gelassen? Zum Vergleich: Die meisten Väter sind beim ersten Baby zwischen 30 und 40 Jahre alt.
Aber es ist völlig egal, ob Sie 20, 40 oder 80 sind: Spätestens wenn Ihr Nachwuchs in die Pubertät kommt, wird er sowieso „Ey, Alter" zu Ihnen sagen. Also verschwenden Sie keinen Gedanken daran, ob Sie eventuell zu alt für Ihr Kind sind. Außerdem gibt es sicher einen, der ein älterer „Alter" ist, als Sie es sind.

Alte Väter

Karel Gott, tschechischer Sänger, 68

Fritz Wepper, deutscher Schauspieler, 70

Jean Pütz, deutscher TV-Moderator, 74

Ramjeet Raghav, indischer Ringer, 96

Methusalem, Urvater im Alten Testament, über 900

Die Mütter geben unserem Geiste Wärme und die Väter Licht.

Jean Paul (1763 – 1825), deutscher Schriftsteller

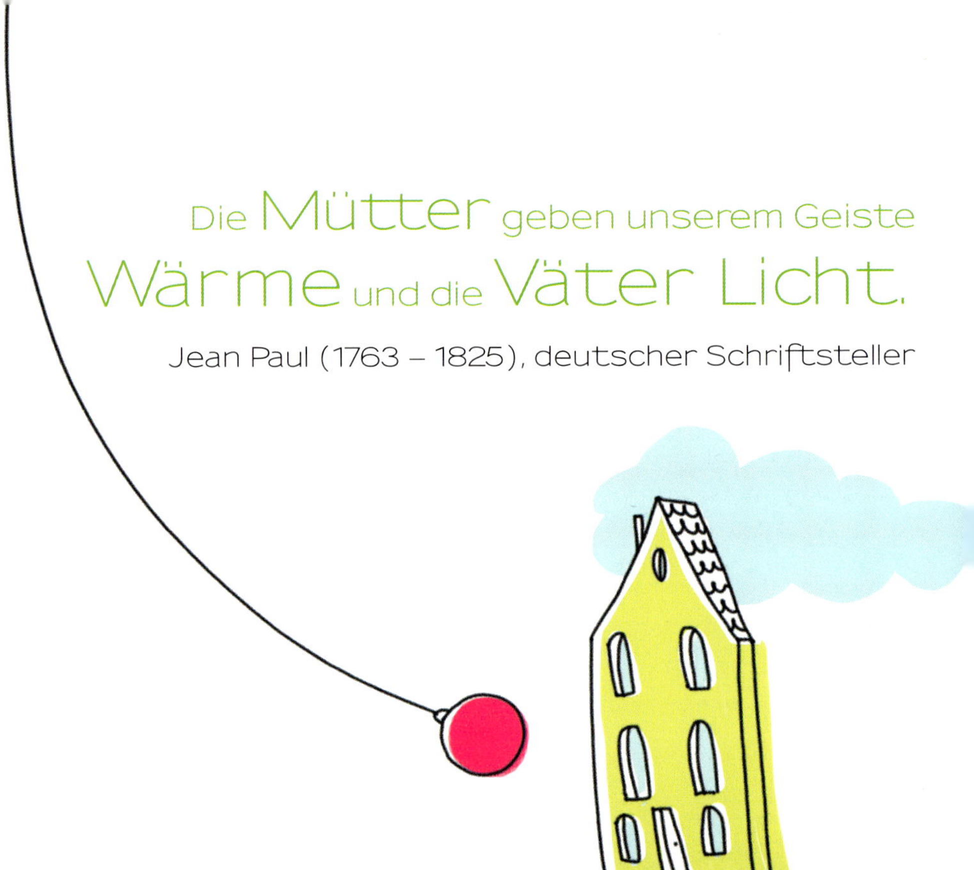

Daddy Cool

Okay: Sie können nicht stillen. Sie haben keinen mütterlichen Urinstinkt. Und Sie wissen nicht, ob Ihr Baby Strampler in Größe 50 oder Größe 56 braucht. Sie sind halt keine Mama. Dafür können Sie Dinge, mit denen sich die Mamas schwertun. Zum Beispiel: cool bleiben!
Für Sie ist es kein Weltuntergang, wenn die Milch mal 1,37469 Grad zu warm ist. Sie werfen einen Schnuller nicht weg, nur weil der Hund ihn versehentlich im Maul hatte. Und wenn Ihr Kind mal niest, reißen Sie auch nicht gleich das ganze Haus ab – vielleicht war der Nieser ja gar keine allergische Reaktion auf irgendwelche Schadstoffe in den Wänden. Gut so, denn Fürsorge ist natürlich wichtig – aber ein bisschen Lässigkeit hat noch nie geschadet!

Der schönste Tag des Jahres!

Das Leben als Papa hat jede Menge Vorteile. Einer davon ist die Tatsache, dass Sie sich ab sofort neben Weihnachten, Ostern und Geburtstag einen weiteren hohen Feiertag im Kalender anstreichen dürfen: den Vatertag!
Denn endlich haben Sie die Lizenz, jedes Jahr an Christi Himmelfahrt schon tagsüber Alkohol zu trinken, gemeinsam mit anderen Vätern Radtouren zu unternehmen, die schon nach 200 Metern enden (denn dort ist der nächste Biergarten), oder laut singend auf einem Bollerwagen Getränkekisten durch die Landschaft zu ziehen. Herrlich! Und viel lustiger als das, was Ihre Partnerin am Muttertag (Blumen, Pralinen, selbst gemalte Bilder) erwartet.
Und das Tollste ist: Wenn Sie es geschickt anstellen, ist das ganze Jahr Vatertag! Dafür müssen Sie Ihren Bollerwagen allerdings durch ganz Europa ziehen …

Vatertag: Dann feiern die anderen

Spanien, Italien: 19. März

Rumänien: 5. Mai

Schweiz: 1. Sonntag im Juni

Dänemark: 5. Juni

Belgien, Österreich: 2. Sonntag im Juni

Irland, Frankreich: 3. Sonntag im Juni

Polen: 23. Juni

Luxemburg: 1. Sonntag im Oktober

Finnland: 2. Sonntag im November

Bulgarien: 26. Dezember

Das wird später alles einmal dir gehören ...

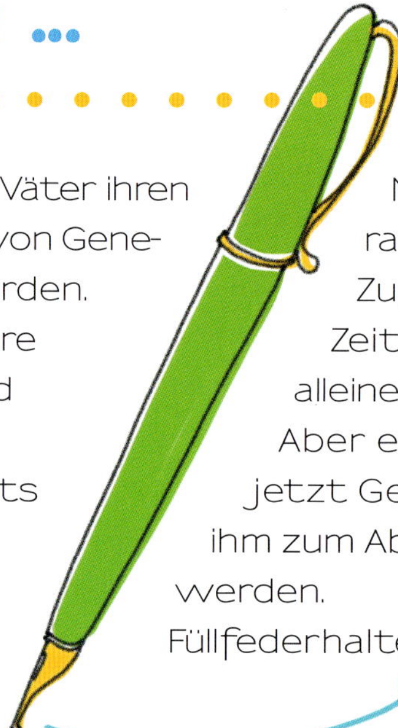

Schon immer haben Väter ihren Nachfahren Erbstücke vermacht, die dann von Generation zu Generation weitergereicht wurden. Zugegeben, Sie haben noch knapp 20 Jahre Zeit, bis Ihr Kind das Nest verlassen und alleine hinaus in die weite Welt gehen wird. Aber es schadet nicht, wenn Sie sich bereits jetzt Gedanken darüber machen, was Sie ihm zum Abschied mit auf den Weg geben werden. Die Klassiker wie Füllfederhalter, Taschenuhr oder Familienschmuck sind heutzutage nur bedingt zur Weitergabe geeignet: Viele Kinder, die zum ersten Mal einen Füllfederhalter in der Hand halten, machen große Augen und fragen erstaunt: „Papa, wie geht der an?" Bei der Taschenuhr bemängeln sie, dass man damit noch nicht mal fotografieren kann. Und den Familienschmuck legen sie angewidert zur Seite, weil sie nicht wissen, dass es sich bei den Perlenohrsteckern keineswegs um Uromas abgelegtes Intim-Piercing handelt.

Zeitgemäße Wertgegenstände wie ein Smartphone eignen sich ebenso wenig als Familienerbstück, da bereits zwei Jahre nach Erwerb kein passendes Netzteil mehr aufzutreiben ist.

Mein Vater ist ein großes Kind, das ich bekommen habe, als ich noch ganz klein war.

Alexandre Dumas (1824 – 1895),
französischer Schriftsteller

Der kluge Vater baut also vor, indem er seinem Kind andere Werte mit auf den Weg gibt. Wir empfehlen drei absolut krisensichere Lebensbegleiter:

Vertrauen,
Liebe
und ein immer
offenes Ohr.

In einigen Fällen war es nicht möglich, für den Abdruck der Texte die Rechteinhaber zu ermitteln. Honoraransprüche der Autoren, Verlage und ihrer Rechtsnachfolger bleiben gewahrt.

Text: Paulus Vennebusch
Illustration und grafische Gestaltung: Nadine Jessler
Printed by Tien Wah Press
ISBN 978-3-8458-0882-6
1. Auflage

www.arsedition.de

MIX
Papier aus verantwortungsvollen Quellen
FSC® C012700
FSC
www.fsc.org